荘道社

今日(こんにち)の心のケア

リハビリテーション心理学からのアプローチ

南雲直二

まえがき

　心のケアは誰にとっても必要なものである。それゆえ，心のケアについてのノウハウは誰もが身につけておくべきものである。病気やけがで苦しむ人々，いじめや家庭内暴力の加害者や被害者，震災の被災者と避難生活を余儀なくされている人々，職場や学校などにおいて人間関係に悩んでいる人々，さらにはこうした人々を抱えている家族，いずれも心のケアを必要としている。おそらく，つぶさに数えあげることができれば，日本の全世帯数（55,577,563世帯）に近い数になるのではないか。もし，そうだとすると，数のうえからいっても，その誰もが，医療などの専門機関を訪れるわけにはいかないことになる。だから，家族や身近な人々が心のケアの提供者になる必要がある，と言ったのである。

　本書は，病気やけがで苦しむ人々，とりわけ障害という大きな後遺症を負った人々の心のケアのノウハウを著したものである。なるほど，若い人は，関係もないし関心もないとして，素通りしてしまうだろうし，また，働き盛りの人は，忙しすぎて考えるヒマがないかもしれない。また，年配の人は，身につまされるとして，あえて見ないようにするかもしれない。いずれにせよ，こうした人々は，障害を別世界の出来事とみなしているわけである。しかし，自分の世界以外をすべて別世界として，目を閉ざしてしまうことは，結局，自分の世界を狭（せば）めることにしかならない。そうした人間は不健全である。要するに，私が言いたいことは，人間が不健全にならないためには，人間の営みのすべてにひとかけらでもよいから関心をもつべきである，ということである。その手始めとして，まず，なすべきことは，心のケアを実践することである。それと同時に心のケアのノウハウを学ぶことである。心のケアのノウハウについては，手前味噌になるが，リハビリテーションにおけるものが最も歴史があり，それゆえ，他の分野のものと比べても，より体系的なものになっている。多くの方々が本書をフルに活用して心のケアの実践に役立てていただければ幸いである。

2014年6月

南雲　直二

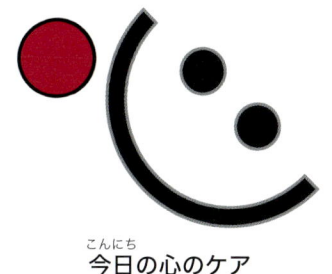

<small>こんにち</small>
今日の心のケア

もくじ

Ⅰ章 リハビリテーション心理学 …… 7
Ⅱ章 心の回復―3つのモデル …… 11
Ⅲ章 受容モデル …… 18
Ⅳ章 悲嘆モデル …… 24
Ⅴ章 喪失モデル …… 29
Ⅵ章 もう1つの心の苦しみ―家族 …… 35
Ⅶ章 活動―心を育てる …… 40
Ⅷ章 心を伝える …… 44

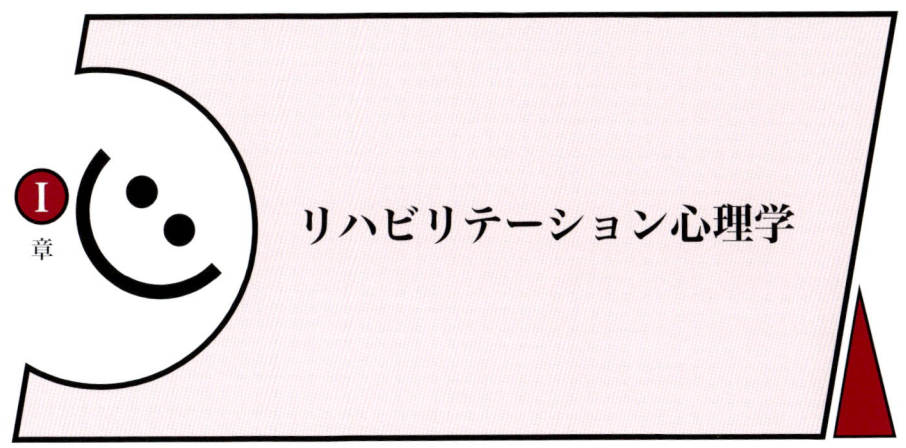

I章 リハビリテーション心理学

　障害は人生のあらゆる時期に起こり得る。そのためすべての障害者には，それぞれの受傷時期に応じて，医療や教育や労働など必要とされるすべての分野にわたる切れ目のないリハビリテーション・サービスを受ける機会が保障されなければならない。なぜなら，リハビリテーションは，その理念として，すべての障害者が個人としての尊厳を保ちつつ，望むすべての社会分野への堂々とした参加を当たり前とする支援をめざしているからである。

　リハビリテーション心理学は，リハビリテーション・サービスの一翼を担うものである。リハビリテーションの理念を実現するためには，リハビリテーション心理学も確かな技術に裏打ちされたものでなければならない。

　従来の方法論を整理すると，次の3つに分けることができる。

A 第1のリハビリテーション

　第1は"心の回復"に向けたアプローチである。

　人は病気やけがをすると落胆するものである。完治が十分に見込まれるものであれば落胆から回復するが，それが障害や死に向かうものであれば落胆は悲嘆に変わる。悲嘆は，たしかに，心の苦しみの最たるものの1つ

であり，その多くは何らかの援助を必要とするものである。が，しかし，悲嘆だけが苦しみではない。こうした苦しみもある。

　会社を無事勤めあげ，退職後の人生に楽しみを見い出した矢先に脳卒中で倒れる。右半身不随，言葉もうまくしゃべれない。健康にはそこそこ気をつけてきたし，家族にも会社にも人並みのことをしてきたつもりである。「それなのに，なぜ私がこんな苦しみを味わわなければならないのか？」人生の途中で障害を負った人がしばしば発する問いである。しかもその答えを自分自身で見つけなければならない。いわば自問自答の苦しみである。

　人間の心は複雑にできている。それゆえ，受傷後の心の苦しみも1つや2つですむものではない。にもかかわらず，従来のアプローチは心の苦しみを限定しすぎた。その結果，リハビリテーション心理学は障害者やその家族の信頼を失わせることになった。このアプローチに求められているのは，障害者に行き届いた心のケアを提供することである。そのために，何よりも大切なことは，心の苦しみを逐一調べあげ，その1つひとつに対して，効果的な治療や緩和の方法を追求していく不断の努力である。

]] B　第2のリハビリテーション

　第2は"心を育てる"アプローチである。

　心を育てる（"心の型の再建"）とは，ADL（日常生活動作）など生活に必要な行動を1からつくり直すことである。このアプローチはPT（理学療法）やOT（作業療法）などが行っている他の機能訓練と重なるところが多いが，しかし，1つの決定的な違いは，他の機能訓練が機能の維持や改善（"行動変容"）を目的としているのに対して，このアプローチは生活に意味のある"行動形成"を目的としている点である。これを活動と呼ぶ。

　活動とは，目的を立て，道具（手段）を調え，いざ実行し，最終的に目的を達成したかどうかを評価するといった，一連の行動からなるものである。大事な点は"自ら目的を立てる"ことである。そこには，行動の動機や企図（意志），すなわち，行動の意味が含まれている。活動はじつにありふれた行動である。

たとえば，遊び。子どもであれ大人であれ，多くの遊び（たとえば，海釣り）には目的（鯛）があり，餌を含めた釣り道具一式を調え（道具立て），船に乗り込んで釣り糸を垂らす（実行），残念ながら釣果はなし（評価）といった具合。

また，活動のよいところは"自らやっている感じ（自律感）"をもつことがあっても，"人にやらされている感じ（他律感）"をもたずにすむことである。もっとも，他の機能訓練といえども，実際に訓練を受けている人の多くは，何らかの目的を自ら立てているものである。そうでなければ続けられるはずはない。

"心を育てる"アプローチは，すでに生活の目的を立てて機能訓練に臨んでいる人には余計なことかもしれない。むしろ，障害やその程度などによって，自ら目的を立てることが困難な人がいるので，そうした人たちにとっては必要不可欠なアプローチであると言うことができる。

]][C] 第3のリハビリテーション

第3は"心を伝える"アプローチである。

一般に，心を伝えることは，「相手」によって2つに分けることができる。相手とは，すなわち，現世の人々と後世の人々である。このアプローチでは，後者，すなわち，後世の人々に主眼を置いている。

古くからの 諺 に，「虎は死して皮を残す。人は死して名を残す」というのがある。いろいろな解釈があろうが，私は，この世に生を受けた人は誰でも"名を残さねばならない"，すなわち，"名を残すことがその人の仕事である"と解している。そのためには，誰もが名を残せる社会づくりが必要である。では，「名」とは具体的には何であるのか。

1つ目は，子どもをつくったり養子を迎えたりして，"子育てをする"ことである。

すなわち"子に姓を与える"ことである。ところが，これとてもいろいろな事情によって，必ずしも万人に適うものではない。

2つ目は，"仕事をする"ことである。

ここでいう仕事とはふつうの仕事(生活の糧となる)であって，必ずしも社会から称賛されるような仕事である必要はない。しかし，これとても障害によっては適わないことが起こる。たとえば，重症心身障害児，あるいは頭部外傷などにより遷延性意識障害をきたした人，あるいは人格荒廃をきたした統合失調症の人，あるいは重度の認知症の人などである。
　3つ目は，"仕事を残す"ことである。
　これは障害ゆえに"仕事をする"ことが困難な人のためのものであり，家族や周りの人が"その人の仕事として残す"ためのものである。ちなみに，先の諺は，中国古代の武将・王彦章(おうしょうげん)(863〜923年)が戦いに敗れ，刑死する前に言い残した言葉(「豹死留皮　人死留名」)である。その100年後に，地方官・王陽修(おうようしゅう)が正史に書き記したことで広く知られるようになった。おそらく，王彦章は使命をまっとうしただけであろうが，後世の王陽修は何か感じるところがあったのであろう。そのため，王彦章の思い(＝心)がこもった言葉を"その人の仕事として"書き残さなければならないと感じたのであろう。すなわち"仕事を残す"とは王陽修がなしたことであり，彼が王彦章の業績を史記に残したことである。障害においては家族や周りの人が王陽修になることである。なお，Ⅷ章に詳述しているので，参照されたい。

　さて，以下の章では，この3つのアプローチの1つひとつについて，それぞれの理論的枠組みを吟味することになるが，その前に注意しておきたいことがある。それは，これら3つのアプローチは排他的になされてはいけない，ということである。つまり，1人の障害者に対して，3つのアプローチが最適な配分のもとで同時になされる必要がある，ということである。そして，その最適化には，障害の予後予測(＝専門家の所見)のみならず，本人や家族の思いを十分取り入れる必要がある，ということである。

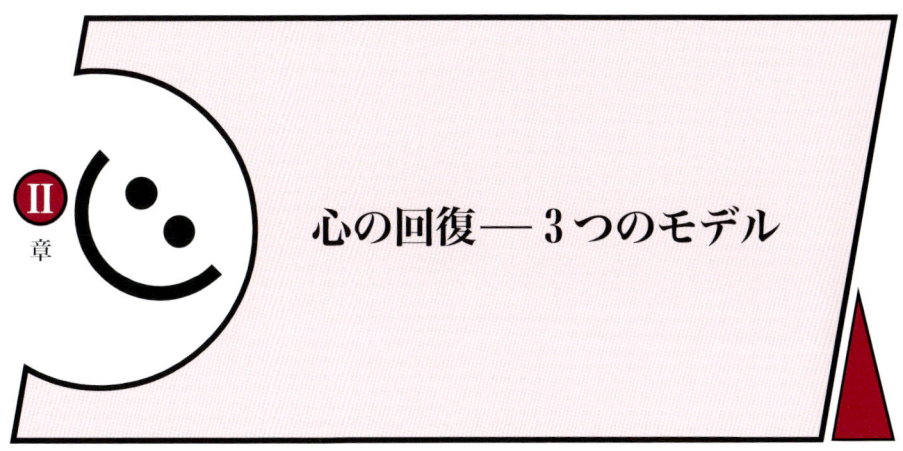

心の回復——3つのモデル

　これまで3つのモデルが提唱され，いずれも実際のケアに用いられてきた。これらを発表の年代順に並べると，"受容モデル（1950年代）"，"悲嘆モデル（1960年代）"，"喪失モデル（2000年代）"となる。私は，こうしたモデルチェンジは，先行モデルの不備や不具合の改良（すなわち先行モデルの否定）によると考えているが，専門家によっては，これら3つのモデルは，今日でもそれぞれが確固とした位置を保ち，それぞれ別個に機能しているという見方もある。こうした違いが生じているのは，おそらく，それぞれのモデルの特徴や問題点について，専門家の間でさえ十分な理解に達していないからであろう。こうした状況は，何よりもリハビリテーション・サービスの受給者である障害者にとってよくないことである。

　そこで，まず，最初になすべきは，専門家のコンセンサスを得ることであろう。そのためには，一方では，専門家の視点に立って，それぞれの方法論をきちんと議論する必要があり*1，また，一方では，それぞれの時代や社会といった背景にも目を向ける必要がある。というのも，この半世紀の間に，障害者像が大きく変化しているからである。

意義　*1　それぞれのモデルの方法論に関する議論はⅢ章以下に詳述した。

以下では，視点を社会に移して，社会が障害者をどう見てきたか，すなわち，障害者像の変遷といった観点から，心のケアモデル（**表1**）との関連を見ることにしよう。

表1　心のケアモデルの変遷

	原因	保障主体	心のケア	対応
第1群／戦争（傷痍軍人・軍属：1950年～）	戦争	国	受容モデル	受容
第2群／労働災害（脊髄損傷：1960年～）	労災	企業	悲嘆モデル	悲嘆
第3群／生活習慣（脳卒中：1990年～）	生活習慣	個人	喪失モデル	喪失

　表1に示したとおり，ここでは障害者像を3群に分けている。すなわち，第1群が傷痍軍人・軍属，第2群が脊髄損傷，そして，第3群が脳卒中である。

]]A　第1群──傷痍軍人・軍属[#1]

　第1群は傷痍軍人（以下，「軍属」を含む）である。
　先の15年戦争（日中戦争と太平洋戦争を合わせてこう呼ぶ）は，大量の傷痍軍人を現出させた。そのため，戦後の20年間は障害者といえば傷痍軍人をさしており，したがって，当時の障害者像は傷痍軍人であったといえよう。
　多くの傷痍軍人は徴兵制（国策）によって軍人となり，内地（訓練中など）や戦地で傷病を負った人である。それゆえ国は傷痍軍人の生活を保障する責務を負っていたわけであり，しかも生活の保障は生活の全面にわたるものでなければならなかった。すなわち社会的経済的側面のみならず，身体的心理的側面に及ぶ必要があった。しかしながら，身体的心理的側面の保障は決して満足のいくものではなかった。というよりもむしろ身体的

my辞書　#1　戦争や公務によって負傷した兵隊。
　　　　　軍属とは，軍に勤務または随行した軍人以外の関係者。
　　　　　　　　　　　　　　〔梅澤忠夫，他（監）：日本語大辞典。講談社，1989〕

心理的側面を保障する技術は当時の日本にはなかった。たとえば、身体的側面をカバーするものとして義肢などには多少見るべきものがあったが、それ以外の車椅子などはほとんど見るべきものがなかったし、また、心理的側面をカバーする技術はまったくなかった。いずれもアメリカから輸入せざるを得なかった。

障害受容は、心理的側面をケアする技術として、高瀬安貞が導入したものである。私が感心するのは、高瀬の導入の仕方であり、それは障害受容に定義を与えて導入したことである。すなわち、障害受容とは、「障害によって変化した諸条件を心から受け入れることである」としたのである。当時、アメリカのリハビリテーションや福祉の現場では、アクセプタンス（acceptance：受容）は重要な概念であったようだが、その中身は100人100様であった。そこで高瀬はアクセプタンスをきちんと定義づけて導入したのである。

障害受容はⅢ章で詳述するが、ここで言っておきたいのは、高瀬の「（障害によって変化した）諸条件」には社会的経済的側面は含まれておらず、身体的心理的側面だけが含まれている、ということである。当時の障害者像が傷痍軍人であったことに思い至れば、社会的経済的条件は国が十分保障するから、身体的心理的条件は各人で何とか心から受け入れてほしいというのもわからなくはない。実際、傷痍軍人は十分な障害年金をもらって**(表2参照)**、保養所で完全看護の生活を送ることができた。社会的経済的条件の保障があったからこそ、身体的心理的条件を"のんでもらう（＝心から受け入れる）"ことができたのである。

表2　年金の比較（年額）
——31歳独身（30歳で受傷），最も重い——

・障害年金（戦傷病者 特別項症）	9,729,100円
・障害厚生年金（労災1級）	3,390,940円
・障害基礎年金（国民年金1級）	996,250円

この項の終わりに、高瀬の仕事の問題点を1つ。それは「アクセプタンス」を「受容」〔英語では「reception」（レセプション）〕と訳したことで

ある。正しくは嘉納#2と訳すべきであった。それは単に受け入れることではなく，心から受け入れることである。しかし，受容と訳したために，いつの間にか「心から」が抜け落ちてしまい，専門家の間でさえ"受容"が多義性（多くの意味をもつ）を帯びて使われることになった。無用な混乱を招いた主因である。

my辞書　#2 他人の進言・献上物などをよろこんで受け入れること。　　　　　　　　　　　　　　　　　　　　　　　（広辞苑）

B　第2群――脊髄損傷

　第2群は脊髄損傷である。
　朝鮮戦争（1950年6月〜1953年7月休戦）は日本に特需景気をもたらした。これを大きな足掛かりにして，日本は高度経済成長を遂げた。この経済成長を背景に，戦後復興を国際的にアピールしたものが，1964年（昭和39年）に開催された東京オリンピックであった。その開催のため，新幹線や首都高をはじめとする高速道路が整備され，同時に高層ビルが多数建設され，東京は近代的な都市へと変貌を遂げることになった。それはまた，これらの建設などに従事した若い未熟労働者の大量の被災者（死者を除けば多くは脊髄損傷者）を生みだすことにもなった。そして，各地に労災病院が設置され，脊髄損傷者の社会復帰に向けたリハビリテーション医療が行われるようになった。
　傷痍軍人には有効であった受容モデルによる心のケアは，労災による脊髄損傷にはほとんど無効であった。両者の大きな違いは年金の受給額である。表2に示したように，厚生年金（労災）は，障害年金（傷痍軍人）の3分の1程度である。これでは社会的経済的条件を十分保障するものとは言えず，身体的心理的条件を黙ってのんでくれとは言えるものではなかった。そのため，専門家は別のケアモデルを必要とした。それが悲嘆モデルである。
　悲嘆モデルの中核となったのが「ステージ理論」である。障害受容と大

きく異なる点が2つある。

1つは心の回復の最終像を「適応」としたことである。適応とは含みのある状態のことで，いやいやでもしぶしぶでも，ともかくやっていければよい状態のことである。むろん障害受容のように「心から受け入れる」に越したことはないが，必ずしもその状態で"なければならない"わけではない。この意味でステージ理論は障害受容を批判したものであるといえる。

もう1つの違いは，心はさまざまな過程を経てはじめて適応に至ることができる，というものである。障害受容のように1つの心の働きで成し遂げられるわけでもないし，まして，心を働かさなければ時が自然に解決してくれるわけでもない。

ステージ理論は多くの専門家に支持されることになった。しかし，1990年代に入ると，急速に専門家の支持を失っていった。思うに，1つにはステージ理論の欠陥が明らかにされたことが大きいが，脊髄損傷が障害者像から消えかかっていたことも見逃してはならない。なぜ消えかかろうとしていたのか。それは，高度経済成長の落とし子ともいうべき脊髄損傷者に対して，最終段階の社会対策の1つとしてケアプラザ（医療付軽費集合住宅）という"終の棲家（傷痍軍人に対する国立の保養所に似ている）"が提供されたからである。そして，労災による脊髄損傷者はリハビリテーションの現場から姿を消すことになった。

C 第3群──脳卒中

第3群は脳卒中である。

脳卒中が障害者像の1つに位置づけられたのはここ40年くらいのことである。それまでは"死病扱い"であり，発症すれば死亡するか，たとえ生き残ったとしても死を待つだけであった。その後，降圧薬の開発普及や減塩などの生活習慣の改善によって，脳卒中死亡（総数）が減少に転じた頃（1970年代後半）から，ようやく障害者像の1つとして位置づけられたというのが私の印象である。ちなみに，私の言う障害者像とは政治家や官僚の頭の中の像のことである。

私にとって不思議でならないのは，これまで一度も脳卒中が障害者像の主座につくことがなかったことである。おそらくこれからもそうであろう。しかし，数のうえからいっても，また，日常生活に及ぼす支障の深刻さからいっても，脳卒中は傷痍軍人や脊髄損傷の比ではない。なぜか。――そこには国策の違いが反映しているのではないか。膨張主義（帝国主義とも）によって"武器"を持たされた国民は傷痍軍人となり，高度経済成長によって"つるはし"を持たされた国民は脊髄損傷となったが，脳卒中にはそのような国策は見当たらないからである。

　もう１つの不思議は，最近，認知症が障害者像の主座についたことである。当時，数からいっても，脳卒中のほうが上回っていたはずであるが（少なく見積もっても認知症の２割から４割は脳卒中である），どういうわけか認知症のほうがその主座についたのである。念のため，その証（あかし）をあげておくと，認知症対策として，介護保険法という新たな制度をつくったこと，また，高次脳機能障害という新たな障害分類をつくったことをあげることができる。

　それはともかく，話を戻すと，脳卒中は常に２番手あるいはそれ以下であったためか，心のケアも従来のものが用いられてきた。しかし，脳卒中の心のケアは，従来のモデルでは立ちいかなかった。受容モデルは，社会的経済的基盤が十分に整っている少数の人にはある程度有効であったが，そうでない大多数の人には無効であった。また，悲嘆モデルも，実際には役に立たなかった。なぜか。――ひと言でいえば，脳卒中は，心の主座である脳そのものを傷害し，また，傷害の部位や程度に応じてそれぞれかなり異なった症状を示すからである。つまり，悲嘆モデルが悲嘆を"主症状"と考えているのに対して，脳卒中では，悲嘆以外の症状（たとえば，失認，失行，失語など）が全面を覆ったり，あるいはそうした症状が前景に立って悲嘆を後ろに退かしたりするため，悲嘆は１つの症状ではあっても，決して主症状とはなり得ないからである。

　最近，脳卒中の新たな心のケアモデルとして，喪失モデルなるものが提案されたことはあまり知られていない。それは，失認や失語など脳卒中に見られる多彩な症状をそれぞれ心の１つの働きの喪失として捉え，各症状

の仕組みの詳細を明らかにし，各症状の回復を図ろうとするものである。しかも，脳卒中のさまざまな症状の仕組みの理解が進むと，それはまた，切断や脊髄損傷，さらには精神障害にも見られる症状と類似したものであることが理解されるようになった。そのため，喪失モデルは，受容モデルや悲嘆モデルに代わるものとして注目されはじめている（詳しくはⅤ章参照）。

　さて，視点を戻して，次章では，これら3つの心のケアモデルの理論的枠組みについての議論に話を移そう。

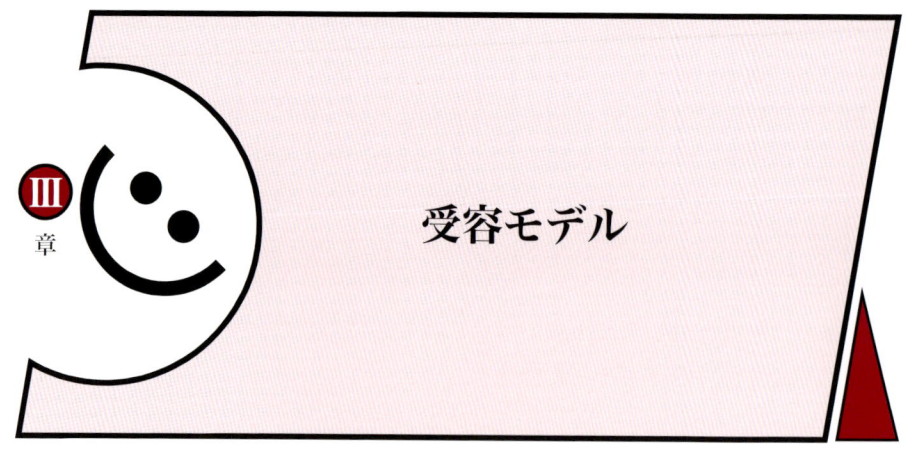

III章 受容モデル

　主な障害受容論は4つであり，それらを公表された順に並べたものが表3である。

表3　4つの障害受容論

グレイソン	精神科医	ボディ・イメージ障害 ボディ・イメージの再建で受容？	1951年
デンボーら	心理学者	無用感 価値観を変えることで受容	1953年
高瀬安貞	心理学者	変化した諸条件 価値観を変えることで受容	1959年
上田　敏	リハ医	変化した諸条件？ 価値観を変えることで受容*	1980年

*ショック➡否認➡混乱➡解決への努力➡受容

A　モリス・グレイソンの受容論

　第1がモリス・グレイソンの受容論である。グレイソンによれば，身体障害者に共通する心理症状はボディ・イメージ（各人が心の中に思い描いている自分の身体）の不調に苦しむことであり，したがって，その回復は，それまでとはすっかり異なってしまった身体を新たに自分のものとして心

から受け入れることであるという。

B　タマラ・デンボーらの価値転換論

　第2がタマラ・デンボーらの価値転換論である。デンボーらによれば，身体障害者は，社会の低評価（＝見下されること）に甘んじてはならず，自らの価値観を変えることによって，いきいきとした生活を送ることができるようになるといい，また，社会もそうした姿を目の当たりにすることで評価を変えていくようになるという。
　デンボーらは2つの価値転換を重視している。
　1つ目は"価値の視野の拡大"である。たとえ暗黒の絶望にあっても耐え忍んでいれば，必ず一条の光が視野の端に見えるようになり，そうなればやがて暗黒の世界も光あふれるものに変わるという。
　2つ目は"比較価値から絶対価値への転換"である。比較価値とは，現在の自分（＝障害者）を他の健常者と比べたり，あるいは過去の自分（受傷以前）と比べたりすることである。比較価値にとらわれているかぎり，障害者は思い悩み，今の自分に腹を立てたり気落ちしたりしてしまう。そこで，仕事をするにあたって，そうした比較価値にとらわれることなく，すなわち，どれだけ早く，あるいはどれだけ多くをなしたかではなく，仕事を成し遂げたことに1つの価値（＝絶対価値）を見い出すことが大切であるという。

C　高瀬安貞の受容論

　第3が高瀬安貞の受容論である。前にも触れたように，高瀬の功績は，当時，最先端の心のケアモデルであった障害受容を新たに定義して，いち早く日本に導入したことである。その際，高瀬は，グレイソンのボディ・イメージ障害を心理的問題（心理症状）の1つに置き，また，デンボーらの価値転換論をすべての心理的問題の解決方法として位置づけることで，障害受容という枠組みをつくりあげたのである。

]] D 上田敏の受容論

　第4が上田 敏(うえだ さとし)の受容論である。それは高瀬安貞の受容論を踏襲したものである。上田によれば，受容は「鍵となる概念」であり，また，「諦めでも居直りでもなく，4つの価値転換を成し遂げた状態（「価値の範囲の拡大」[*2]，「比較価値から資産価値への転換」[*3]，「障害の与える影響の制限」，「身体の外観を従属的なものにすること」）のことだという。さらに，上田は，受容に至るまでに，心は一連の決まった段階（「ショック」「否認」「混乱」「解決への努力」）を経る必要があるといい，次章で触れる悲嘆モデルも組み込んでいる。要するに，上田の受容論は折衷論であって，悲嘆モデルからすれば，最終段階である"適応"を"受容"に替えただけだとも言えなくはない。

意義　*2 本書では「価値の視野の拡大」と訳したが，同じものである。
　　　*3 本書では「比較価値から絶対価値への転換」と訳したが同じものである。

　さて，私は，障害受容が心のケアモデルとなり得るには，障害者の生活の社会的経済的条件を十分なものにする必要があると述べた。ここでは，別の側面から，障害受容に対する批判を加えておきたい。それはスポーツ事故によって四肢麻痺（脊髄損傷）を負った人から私が学んだことである。
　その人が退院してから数年後に再び話を伺うことができた。その人は「せめて手が動けば」と言った。「そのために，何かしていますか？」と私が尋ねると，その人は，手に目を落とすと，じっと見つめたまま，口も頭もまったく動かさなくなった。数十秒後（あるいは1分以上経っていたか），少し疲れたような顔を私のほうに向けると，「こんなふうに，手をじっと見つめて，頭の中で『動け，動け』と念じているんです。毎日，何回かやっています。そのたびに，ひどく疲れます」と言った。——私が「他の人にもお勧めしますか？」と尋ねると，その人は「いいえ」と答えた。
　その人は，「手」の障害受容はできていないと言えよう。手については比較価値にとどまっているからである。その人の「せめて手が動けば」とい

う言葉がそれを表しており，しかも，実際，そうした努力を続けているからである。"今の手（動かすことができない手）"を心から受け入れることができず，どうしても"過去の手（動かすことができた手）"にこだわってしまっていると言えよう。

しかし，その人の心情を適応という観点から見直せば，十分に適応的であると言うことができる。なぜなら，1つには，「せめて手が動けば」という思いやその努力が過度のものではなく（特別な道具など用いず，しかも1日数分を費やすだけ），少なくとも生活に悪影響を及ぼすほどではないからである。また，1つには，その人の言動（手を動かす）に合理性が認められるからである。察するに，その人にとって，動けと念じることは"しないよりはまし"な程度のことであって，"手は動く"などと確信しているようには見受けられなかったからである。

障害受容は，外からは見えない心の中に主たる関心が向けられるため，その判断は専門家の主観に大きく左右されてしまうおそれがある。たとえば，障害者にとっては一縷(いちる)の望みにすぎないものでも，診療中に何度も聞かされれば，専門家が「まだこの人は今の自分を受け入れていない」と判断したとしてもおかしくはない。また，あべこべに，「今では障害に感謝している」などと真顔で言われれば，普段の生活はどうであれ，障害受容が完璧になされたと判断されることになる。一方，適応は心を含めた行動全体に関心が向けられるので，障害受容ほど専門家の主観に左右されることはない。極論すれば，障害受容とは，障害者というよりもむしろ専門家の心の持ち方次第のものである，と言うことができる。

概して，障害受容*4は，"万能薬"としての危険性を伴うものである。障害受容とは，「変わり果てた自分の身体や心を新たな自分として受け入れろ」というものであり，また，そうすることができると主張する。たしかに，障害を受け入れることができれば，障害に伴う心理的問題の大半は解消されるだろう。それはまた，一般の症状にも当てはまることであろう。

意義

*4 私は障害受容を自己受容と社会受容の2つに分けているが，本書では自己受容に限定している。

たとえば，末期がんが全身を侵していき，日々衰弱していく身体を日々新たな自分として受け入れることができれば，おそらくがんの苦しみや死の恐怖から生じる心理症状は解消されるだろう。

しかしながら，受容という心の作業は，いったい何のために，あるいは誰のためにするものなのか，そうした疑問が湧いてくる。結論的にいえば，受容とは自分のためのものではなく，家族や専門家など看護や介護にあたってくれている人のためのものである。家族や専門家にしてみれば，しょっちゅう不平や不満や愚痴を聞かされてはたまったものではない。できることなら心に収（おさ）めてほしいし，また，そうできなくとも口や顔などには出さないでほしいと思うものである。ちなみに心に収めることが受容で，口や顔などに出さないことが適応である。

万能薬もそうである。万能薬とは万病に効く薬のことであるが，そもそも原因も経過も異なるすべての病気に効く薬などあるはずはない。たとえあったとしてもプラシーボ効果[#3]である。もっとはっきり言えば，万能薬はそれを製造販売する人の儲けのためのものであって，症状に苦しむ人のためのものではない。この意味で障害受容は万能薬なのである。だから，いやしくも専門家である以上，障害受容を処方するには慎重でなければならないし，また，処方する以上，それが"おためごかし"にすぎないことをきちっと自覚しておく必要がある。

#3 プラシーボ（プラゼボとも）とは薬理作用のある成分を含まない薬剤のことであり，プラシーボ効果とはプラシーボを用いて，実薬と同等の効果を得ることである。

さて，この章の終わりに，ボディ・イメージについて触れておきたい。たしかに，ボディ・イメージの不調は多くの障害者に見られるものであり，考えようによっては，障害者の心理症状の大部分を占めている。したがって，現在もなおリハビリテーション心理学においては大きな研究テーマの1つとなっている。しかし，私は，ボディ・イメージが新たなものとして再統合されることが障害受容であるとするグレイソンの主張には必ずしも賛同することはできない。たとえば，切断における幻肢である。もし，幻

肢の消失がボディ・イメージの再統合，すなわち障害受容であるとするならば，それは暴論である。切断者のなかには幻肢が一生続く人がいるが，それでも日々の仕事をきちんとこなしているならば，ことさら幻肢を問題にする必要はないからである。もっとも，再統合の意味を，幻肢の消失ではなく，幻肢がありありと感じられたとしても，それに苦しんだり悩んだりすることから解放されることだとするならば，グレイソンの考えには賛同できる。いずれにせよ，問題はグレイソンが再統合を定義づけなかったことにあるので，これ以上の言及は控えることにする。

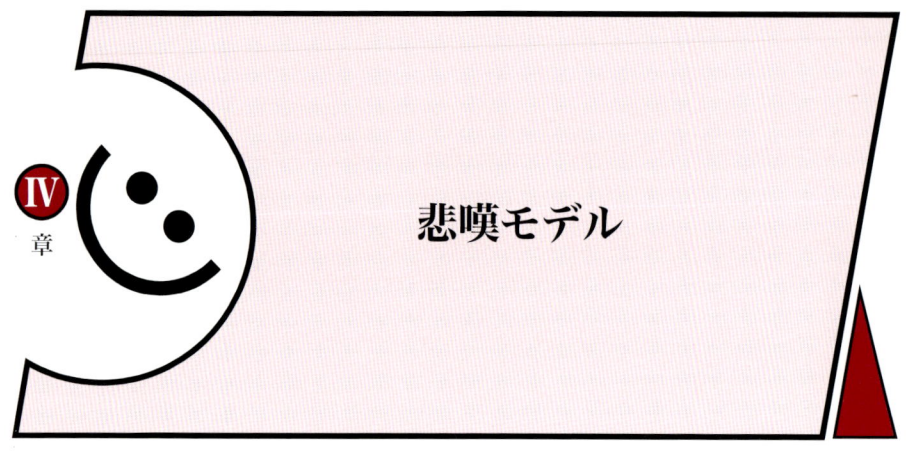

悲嘆モデル

悲嘆モデルの典型を図1に掲げた。いくつかの特徴があるが、ここでは次の3つを取りあげる。

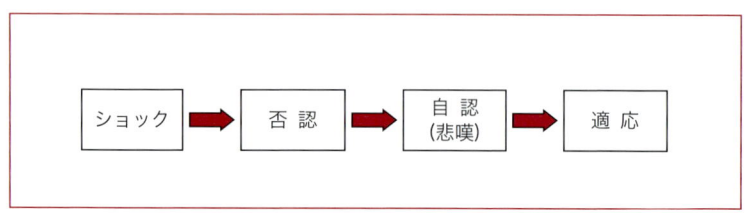

図1　ステージ理論（1960年代～1970年代）

]]A　第1の特徴

　第1の特徴は、悲嘆（喪失感）から回復するためには、予測可能な一連の段階を経る必要がある、というものである。人は、切断や麻痺といった痛ましい現実に直面して、精神的打撃を受ける。これが第1段階のショックである。このショックがあまりに強すぎると、「これは現実ではない。私は夢を見ているのだ」などと、無意識のうちに、現実を認めようとしない心の機制が働く。これが第2段階の否認である。しかし、翌日になっても、

さらに数日が経過しても，朝，目が覚めると，「夢の中のはずの異変が自分の身体にとりついている。これは夢ではなく現実ではないのか」。やがてそれが現実であることをはっきり認めざるを得なくなる。それと同時に，元の身体を慈しむあまりその喪失を嘆き悲しむ。これが第3段階の自認である。そして，心は断念のための「仕事」を成し遂げて，最終段階の適応に至る。なお，悲嘆モデルは，心の段階（ステージ）という意味からステージ理論（stage theory）とも呼ばれる。

B 第2の特徴

　第2の特徴は，心の回復は"ひとりでになる"というものではなく，苦行のような作業を成し遂げてはじめて回復する，というものである。一般に言われているように，「時が解決する（時が経てば自然に回復する）」といったものでは決してない。この作業が「悲哀の仕事」（「喪の仕事」とも）である。
　「悲哀の仕事」はジクムント・フロイトが提唱したもので，要点のみを示すと次のようになる。
　　①現実を直視する。
　　②同時に，過去に思いを馳せ，往時の楽しさや幸福感を追体験する。
　　③再び現実に戻り，それが過去のものとなったことを心底嘆き悲しむ。
　　④これを繰り返すうちに，未練へのとらわれから自由になる。

C 第3の特徴

　第3の特徴は，繰り返しになるが，最終段階を受容（acceptance）ではなく適応（adjustment）としていることである。適応とは，「心から受け入れられなくともよい」，「何とか（しぶしぶでも）やっていければよい」という考え方であり，それは受容よりも少しだけ障害者の心の負担を軽くしようとしたのではないだろうか。

悲嘆モデルは驚くほど多くの専門家から支持されることになった。たしかに，1960年代後半から1970年代にかけて最盛期を迎えたのであるが，しかし，1990年代になると厳しい批判にさらされることになった。

　当時の争点の1つは，受傷後の気分の落ち込みがすべて悲嘆であるかどうかであった。悲嘆モデルでは，身体喪失に伴う悲嘆は自然で正常なものであって，むしろないほうが異常である（たしかに，愛する人を失ってもあっけらかんとしていて，まったく嘆きや悲しみが見られなければ，その人の愛情や時にはその人の人格さえも疑われかねない）。それゆえ悲嘆は治療を必要としないというのが原則であった。

　一方，悲嘆モデルの批判者が，受傷後に見たのはうつ病であったという。そのため，批判者は，標準的な治療法である抗うつ薬を投与し，うつ病からの回復をみたという。こうした知見から，批判者は，悲嘆モデルの批判を行い，受傷後の気分の落ち込みをすべて悲嘆として片づけるのは間違いであること，および，うつ病には「悲哀の仕事」は無効というよりむしろ禁忌であることを示唆したのである。その後，脳卒中や脊髄損傷において受傷後うつ病の診断や治療が広く行われるようになり**（表4）**，また，うつ病の発症メカニズムについてもいくつかの仮説が提唱されるようになった（左脳損傷仮説，血管性うつ病仮説など）。

表4　脳卒中後うつ（PSD）の治療成績

治　療		改善の程度	改善率(%)
電気ショック療法		中等度以上	88～95
抗うつ薬	三環系	中等度以上	40
		軽度以上	65
	精神刺激薬	中等度以上	47～52
	SSRI	中等度以上	62
ドーパミン作動系薬		軽度以上	88

　こうした批判に対して，悲嘆モデルの支持者からは大きな反論がなされることはなかった。あべこべに，権威者からは「順番も深さも人によって異なる」といったステージ理論の"胆（根幹）"を真っ向から否定する見解が表明されるに及んで，悲嘆モデルは誤った理論として過去のものとなっ

たのである。

　この章の終わりに，二度と同じ過ちを繰り返さないために，悲嘆モデルを別の側面から批判しておきたい。
　悲嘆モデルは精神分析の流れを汲むものである。とりわけジクムント・フロイトの悲哀に関する考察に源流をもっている[*5]。悲哀とは，愛する人を失ったときに，遺された人の心に生じる変化のことである。人間というのは，愛情が深ければ深いほど，愛する人の死は認めたがらないものであり，また，愛する人への未練や思慕の情も断ちがたいものであろう。こうした未練や思慕の情にとらわれてしまうことが悲哀であり，それはまた耐えがたいほど苦痛なものである。

意義　*5 正しくはメランコリー（うつ病）の精神病理を主題としたものであるが，そのなかでメランコリーと悲哀とを対比させたものである。

　それでは，いったい，悲哀の果たす効果はどういう点にあるのか。フロイトはこう述べている。

> 「愛する対象がもはや存在しないことがわかり，すべてのリビドー[#4]はその対象との結びつきから離れることを余儀なくされるがこれにたいし当然の反抗が生ずる。この反抗は強いため，現実から顔をそむけることになり，幻覚的な願望精神病になって対象を固執することになる。正常であることは，現実尊重の勝利をまもりぬくことであるが，その使命はすぐには果たされない。それは時間と充当エネルギーをたくさん消費しながら，ひとつひとつ遂行してゆくのであって，そのあいだ，失われた対象は心の中に存在しつづける。リビドーが結ばれている個々の対象の追想と期待に心を奪われ，過度に充当され，リビドーの解放もそこに実現される」
>
> 〔ジクムント・フロイト(著)，井村恒朗，小此木啓吾，他(訳)：悲哀とメランコリー．フロイト著作集 6．pp.137-149，人文書院，1989〕

要は，愛する人を失ったため，行き場を失ったリビドーは，その人との追想にたくさんのエネルギーを注ぎ込むことで（それはまたその人との思い出の1つひとつをありありと甦らせることにほかならない），そのエネルギーを消費することになる。これを繰り返すうちに，リビドーは解放される，ということである。ちなみに，これが先の「悲哀の仕事」の原型とでもいうべき考え方である。

 #4　性的欲動

　ところで，フロイトの考察は，一方では，悲哀の病理の解明に向けた実証的な研究を促すことになったが，もう一方では，実証性を欠いた観念的なモデルを多数産出することになった。それが悲嘆モデルである。観念的と断じたのは，自分の身体の喪失を対象喪失（愛するものを失うこと）に含めるという，安易な拡張を頭の中だけで行ったものだからである。たしかに，愛する人や愛する祖国などは対象になり得るが，しかし，自分の身体はあくまで自己そのものであって，決して対象になり得るものではない。提唱者たるもの，そうした拡張を行う前には，まず，身体が対象化できることを確認しておかなければならないのであるが，なぜかそうした作業を省略してしまったのである。そこに悲嘆モデルの本質的な欠陥がある。

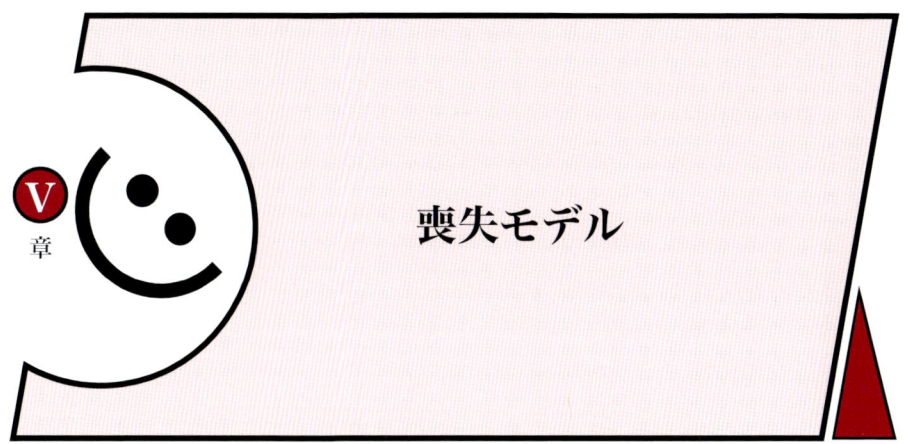

V章 喪失モデル

]]A 心の型

　喪失モデルは，障害において失われるのは"心の型"であるという仮定を置いた考え方である。心の型とは，むずかしい言い方で恐縮であるが，1つの習熟した動作に対応する身体の記憶[*6]のことであり，私は，その実体として，脳内の広範囲にわたる神経網（ニューラル・ネットワーク）を想定している。

　心の型については順々に理解してもらうよりほか仕方がなさそうなので，まずは習熟動作から見ていくことにしよう。

意義
*6　フランスの哲学者アンリ・ベルグソンの用語。彼はヒトの記憶を身体の記憶と精神の記憶に分けた。身体の記憶とは，自転車乗りなどの運動学習に関わる記憶のことで，今日の心理学では，手続き記憶と呼ぶ。
　なお，精神の記憶とは，知識（たとえば「ピタゴラスの定理」）や出来事（「昼過ぎに地震があった」「昨日の夕食は○○だった」）に関わる記憶のことで，今日の心理学では，知識の記憶を意味記憶，出来事の記憶をエピソード記憶と呼び，この2つの記憶を陳述記憶と総称する。

---

(1) 習熟動作

　習熟動作は，その極致を名人技に見ることができるが，そこまでいか

なくとも，われわれは誰でも習熟動作をたくさんもっている。たとえば箸づかいである。2歳くらいになると，箸で食事をしたがるが，持ち方も動かし方もひどくぎこちない。しかし7歳くらいになると，一見，大人と変わらないような箸づかいを示すようになる。こうした箸づかいは，われわれ日本人には何でもないことであるが，初めて見る西洋人は驚嘆するようである。考えてみれば，その間，箸づかいに費やした時間はおよそ2,800時間（1食あたり30分として，5年×365日×3食×0.5時間）になるから当たり前といえば当たり前であろう。この他，手書きやキーボード，あるいはドアや冷蔵庫の開閉，あるいは尻拭きや鼻かみなど，いずれも手が勝手に動いて，短時間（多くは秒単位）のうちに完了する。また，手の動作以外にも，立ったり坐ったり，あるいは歩いたり走ったりするなどの脚の動作も習熟動作である。

　これらの習熟動作は「身体（あるいは手や脚）が覚えている」といわれるほど，身体に刻み込まれたものであるが，そうした記憶の中枢は「手」や「脚」ではなく「脳」にある。これが心の型である。もっとも，「中枢は末梢の奴隷」といわれるように，手や脚を失えばそれに対応している心の型も失われてしまうので，考えようによっては，両者を分けても意味がないかもしれない。しかし，次のような事実が両者を分けることの意味を教えてくれる。

　ある人の前に箸を置いて，「これを使ってみてください」と指示すると，1本だけを指先でいじくったり，あるいは，つまみあげてみたり，あるいは，指の間に挟んで振ったりするだけで，ふつうの箸づかいがまるでできない。この人の手は無傷であり，また，臨床的には麻痺や不随運動も見られない。しかも，「箸」と言うことができ，使い方もよく知っている。これは失行と呼ばれる神経心理学的症状である。この人のように，手が無傷であっても，その動作に対応する心の型（脳のニューラル・ネットワーク）が損傷されれば，手の動作の滑らかさが失われるばかりか，動作そのものの遂行が困難になってしまう。たしかに「中枢は末梢の奴隷」ではあるが，それでも中枢は主人としての役割を営むことができるのである。ちなみに箸づかいなど，慣れた道具使用の障害は肢節運動失

行と呼ばれる*7。

意義　*7 このタイプのものを失行に含めない専門家も少なくない。

ⅡB　心の型の仕組み

　次に，肢節運動失行に関する神経心理学的知見に基づいて，心の型の仕組みをスケッチすることにしよう。

　これまでの成績から，肢節運動失行を示す人の大脳皮質には少なくとも2か所の病巣が確かめられている。1つは前頭葉(運動前野)であり，もう1つは頭頂葉（体性感覚野）である。そして，いずれの部位の病巣でも，だいたい同じ肢節運動失行を示すことが知られており，また，サルの脳で運動前野と体性感覚野に線維結合があることが確証されているので，ヒトでも両野が結ばれていることは間違いなさそうである。

　このことから，心の型のニューラル・ネットワークには少なくとも運動前野と体性感覚野が含まれていると言ってよい。この両野以外にも，たとえば箸づかいにおいては，箸の形状や置かれた位置をあらかじめ目で確認しておく必要があるため，視覚野（後頭葉）が欠かせないし，また，箸をつかむための動作の最終経路である運動野（前頭葉）も欠かすことはできない。さらに言えば，子どもは大人の箸づかいを見よう見まねで覚えていくわけで，前頭前野（前頭葉）のミラー・ニューロン・システムも，心の型のニューラル・ネットワークの構成要素であるのは間違いない。このように心の型とは，脳の広範囲にわたるニューラル・ネットワークからなるものであるが，さらにいくつかの特徴について触れておきたい。

(1) 構造化する構造

　心の型はコピー機に似たところがある。一見，寸分たがわぬ動作を繰り返し再現することができるからである。しかし，コピー機と違うところは，動作が遂行されるたびに，そのつど，心の型が更新されることで

ある。これが「構造化する構造」の所以(ゆえん)である。この意味で「心の型はコピー機に似て非なるものである」と言うことができる。

(2) 構造化の制限

　心の型は無制限に形づくられるものではない。運動器官（骨格，筋肉，腱，末梢神経など）が１つの制限として働くが，さらに中枢神経系も制限として働いている。たとえば脳卒中などによる麻痺である。医療者側から見れば，麻痺肢とは思いどおりに動かすことができなくなった肢節であるが，しかし，本人からすれば，麻痺肢とはすでにその存在自体が消失しているのであって，思いどおりに動くとか動かないとかいった話以前のことである。これは身体消失感や身体失認と呼ばれるが，ある意味で"脳の身体地図（一般には身体図式やボディ・イメージと呼ばれる）"にぽっかり穴があいてしまったようなものである。身体地図を消失してしまっては心の型も消失せざるを得ないわけで，これを裏返して言えば，心の型は身体地図といった土台（これが制限として働く）の上に立てられた構造物と言うことができる。ついでに言うと，手や足の習熟動作は無数にあり，それはまた無数の心の型が脳内に形成されていることでもあるが，片麻痺と同時に，そうした心の型もすべて失われることになる。その数は無数にのぼる。このことは麻痺のみならず切断においても同様である。

(3) 構造化は一定の方向

　これはスペキュレーション（推測）にすぎないが，心の型とはいわば自己の身体化のことであり，その発達は，"からだ（機能）"，"自分のからだ（所有）"，"自分らしいからだ（象徴）"の３つの段階を経ると私は考えている。

　最終段階から見ていくと，"自分らしいからだ"の存在は，ある軽い脳卒中に罹(かか)った弁護士の訴えからヒントを得たものである。その人は法廷で以前のような声が出ないので治療してほしいとある病院を訪れた。しかし，ベテランの言語聴覚士でさえ匙(さじ)を投げてしまった。その人の声は

健常のものと比べても遜色がなかったからだという。おそらく法廷でのその人の声を聞き慣れた人にしか違いはわからなかったかもしれない。それほど"自分らしさ"は微妙なものなのである。

　次の"自分のからだ"は小児切断における幻肢の知見から想定したものである。それは，5歳から8歳になる以前の子どもは幻肢を発達させない，というものである。これに基づいて，人は5歳ないし8歳前後に"自分のからだ"へと移行すると想定したのである。そして，5歳ないし8歳以前の段階が"からだ"であり，自己の身体化が未発達な段階であると考えている。なぜこんなことを言うのかというと，それは，心の型の再建にあたっての専門家の心構えを説きたかったからである。その1つは，心の型の再建は，"からだ"，"自分のからだ"，"自分らしいからだ"の順になされるべきだ，ということである。もう1つは，専門家たるもの，少なくとも"自分のからだ"になるまで見届けてやることである。

　さて，この章の終わりに，喪失モデルに基づく対応などについて触れることにする。

C　喪失には再建，喪失感には慰めや励まし

　喪失モデルでは喪失とそれに伴う喪失感を分けている。喪失とは心の型を失うことであり，喪失感とはそれに伴う心の変化のことである。先にも触れたように，麻痺や切断において失われる心の型は，それこそ無数にのぼる。したがって，このモデルに基づくリハビリテーションに求められるのは，新たな身体的条件の下で，心の型の1つひとつをそれぞれ1からつくり直すことである。また，心の型の再建は"仕事"との関連が深いものを優先すべきであり，しかもその完成度は仕事になり得るレベルのものでなければならない。

　一方，心の型の喪失に対してはそれぞれに喪失感が伴っており，人によっては心の型の再建よりも先に喪失感への対応を図らなければならず，ま

た，人によっては心の型の再建と同時に，あるいは，心の型の再建の後にといった具合に，個人個人の状態をきちんと見極めたうえで，それぞれの喪失感への対応を図るべきである。

ところで，従来の受容モデルや悲嘆モデルでは，喪失への対応が十分になされず[*8]，喪失感（それも1つだけ[*9]）への対応に終始したきらいがある。私がよく引き合いに出すたとえ話はこうである。財布を落とした友人に同情したり慰めたりするのが喪失感への対応であるが，それだけでは友人は立ちいかなくなってしまう。むしろ帰りの交通費や飯代を工面するほうが友人にとって大事なことであって，これがすなわち喪失への対応である。

意義

[*8] 受容モデル（ことに価値転換論）ではまったく次元の異なる価値観の転換が求められ，悲嘆モデルでは考慮されていない。
[*9] 悲嘆モデルでは悲嘆だけである。

D 悲嘆モデルにおける喪失感への対応（「悲哀の仕事」）の誤り

「悲哀の仕事」は，愛する人（遠くに旅立った）に対する過度の思慕を抑えるための心理療法である。愛する人を失うことはたしかに対象喪失にほかならないが，しかし，自分自身の身体（精神も含む）を失うこと（＝障害）を対象喪失に含めるのは間違いである。障害においては脳内の心の型そのものが損傷されるが，対象喪失においては残された人の心の型（愛する人との相互作用の記憶）は無傷である。ただ，愛する対象を失ったため，もはや現実世界においては心の型を再現することができなくなっただけである。つまり心の型の再現性の喪失が対象喪失における実体なのである。

こう考えると，心の型の喪失である障害と，心の型の再現性の喪失である対象喪失とはまったく別物であることがわかる。だとすると，対応の仕方もそれぞれ変える必要がある。つまり，障害への対応においてはあくまでも心の型の"再建"が必要であって，「悲哀の仕事」のようないわば空想世界における心の型の"再現"は不要であるばかりか，かえって害をもたらしかねない。専門家たるものしっかりとわきまえてほしいものである。

VI章 もう1つの心の苦しみ ── 家族

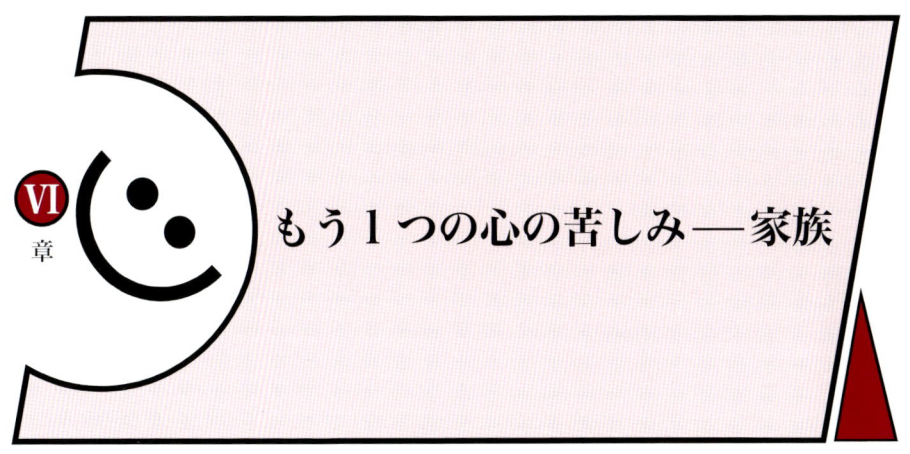

もう1つの心の苦しみ─家族

　障害がもたらす心の苦しみは2つのカテゴリーに大別することができる。1つ目が"自分の中から生じる苦しみ（第1の苦しみ）"であり、2つ目が"他人から負わされる苦しみ（第2の苦しみ）"である。従来のリハビリテーション心理学は、主に第1の苦しみを扱ってきたが[*10]、第2の苦しみはほとんど扱ってこなかった。

>
> 意義
>
> *10 喪失モデルにおいては、それ以前のモデルに比べると、扱い得る心の苦しみは多様なものになってはいるが、それでも障害者の心の苦しみのすべてをカバーすることはできない。
> 比較的共通する心の苦しみには、たとえば症候性のものがあり、また、個別性の強いものでは、再発性やパーソナリティに由来するものがあるからである。これらは別書で触れたい。

　ここでは、第2の苦しみを取りあげるが、なかでも家族から負わされる苦しみについて触れたい。障害者の痛ましい事件の多くは家庭において生じているからである。

A 家族

　家族とは2人称の関係のことである。ここでは「お互いがそれぞれ相手

35

の思いを酌み，相手の思いに沿って行動する間柄」と定義しておく。ちなみに3人称の関係（よき隣人）とは，「自分にしてほしくないことを人にしない間柄」のことである。

　障害は家族の関係性に大きな影響を与える。なぜなら，相手（障害者）の思いがすっかり変わってしまうからであり，また，思いの酌みとり方も変えなければならないからである。さらには，思いに沿う行動も新たなものに変えていかねばならないからである。要するに，障害は，本人のみならず，家族にも，"心の型"の1からのつくり直しを迫るものだ，ということである。

　ところが，心の型の再建とはいっても，本人においてもなかなか取り組めないものであるが，家族においてはなおさらである。本人においては心の型のほとんどが崩壊しており，生活していくためには新たな心の型を早急につくり直す必要があるが，一方，家族においては心の型は無傷である。そのため本人を目の当たりにすれば，従前の心の型はいつでも活性化してしまい，そのつど構造の多少の改変がなされるものの，構造自体の抜本的な改変はなされないからである。つまり，家族における心の型のつくり直しはゆっくりとしかできないものである。この間の家族の心の動きをのぞいてみることにしよう。

　まず家族の心の中には"2人のあなた"が同居することになる。記憶の中の健常な"あなた"と障害を負った"もう1人のあなた"である。別の言い方をすると，家族の心の中の"あなた"は"あなたである"と同時に"あなたではない"存在ということになる。文化人類学でいうところの「境界」[*11]になるわけである。

> 意義　*11 境界（liminality）とはどっちつかずのことである。アメリカの文化人類学者ロバート.F.マーフィーによれば，身体障害者は「病気というのでもなく，しかし健康というのでもない中途半端なあり方をしている。死んでいるわけでないが，かといって十二分に生きているというのでもない。社会の外にあるというのでもないが，完全に内にあるともいえない。彼らは人間なのだが，そのからだが変形し機能不全であるせいで，人間性を疑われかねないような存在だ」（ロバート.F.マーフィー（著），辻真一（訳）：ボディ・サイレント.p.175. 新宿書房，1994）という。

家族がこれからも"あなた"と2人称の関係を保ち続けようと望むならば、"もう1人のあなた"との間で新たに心の型をつくり直さなければならないが、それはとりもなおさず、家族の心の中で"あなた"が"もう1人のあなた"に吸収され、"もう1人のあなた"が新たな"あなた"として立ちあがることにほかならない。

そのための最初の一歩は、家族が"もう1人のあなた"を受け入れることである。家族が"もう1人のあなた"を受け入れているかどうかは、家族の口から「あなたは少しも変わっていない」とか「あなたはあなたのままである」とかいった言葉が聞き出せれば間違いない。あべこべに、家族の口から「変わり果てた」とか「まるで別人みたい」とかいった言葉が出るようだったら、受け入れることができていないことになる。もっとも、家族が"もう1人のあなた"を受け入れることは最初の一歩であると同時に、新たな2人称の関係を築きあげるまで問われ続けられるものである。完了の直前で受け入れることができなくなることも決して稀なことではないからである。

ここでは、家族の不寛容を示す3つの危険信号について触れておく。

B 世間体

第1の危険信号は"世間体"である。多くは「人様にこんなからだを見せられない」と、世間から障害を隠そうとするものである。

障害者の夫をもつある婦人は手記の中でこう述べている。

「私が付き添うようになるまでは、ラッシュアワーのなかを1人でよろよろ歩いていくので、人につきとばされたり、傷だらけになったり、失禁してどろどろになっていたこともありました。そう、私はそんな夫を隠したかったのです。駅についたときのたいへんな格好を他人には見られたくないと、すぐさまタクシーに乗せようとしたこともありました。夫は怒りました。『歩けるのに、なぜタクシーに乗らなければ

いけないのか』と」
〔在宅患者・家族の会 ゆずりはの会(編)：手ぬきでドンマイ！──在宅介護手記集．p.113, 桐書房，1996, 一部省略〕

　世間体は，家族か当人か，そのどちらにでも生じるが，どちらかに生じると，先の例のように，大なり小なりのもめごとを引き起こし，それと同時に，人によっては心の傷としてあとあとまで残ることもある．そして，多くの場合，当人は世間体をひどく気にするようになる．そうなると，家族の多くは社会的に孤立する．たしかに，社会的孤立は要らぬ社会的圧力を回避することができるので短期的には効果的かもしれないが，しかし，長期的には家族関係に特有の歪みをもたらすおそれが十分にある．

]]C 緘口

　第2は"緘口"[#5]である．多くは「家族だからこそ言えない」というかたちで現れる．

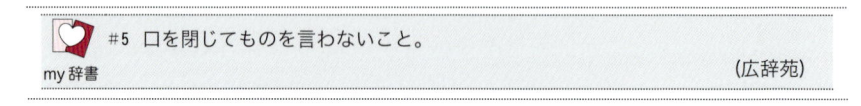

> my辞書　#5 口を閉じてものを言わないこと． （広辞苑）

　「56歳でアルツハイマー病と診断されたある男性は，その4年前にシャンプーの容器に『髪を洗う』というシールを貼った．妻には，『目に染みて見えないから』との言い訳をしたという」
　（朝日新聞朝刊，「花を1」，2005.4.10）

　すでに多くの日常行動の遂行に支障が出ていたが，妻にはひと言も言わなかったようである．とはいうものの，やがて妻もうすうす気づくことになったに違いない．しかし，妻にしてみれば，夫が口を閉ざした以上，「家族だからこそ聞けない」わけで，結果として，妻もそのことについて口を閉ざしてしまったのであろう．それが4年の長きにわたって認知症の診断

や治療を遅らせることになった。

　このケースでは本人が最初に口を閉ざしてしまったことに端を発したわけであるが，多くの場合，本人が先か家族が先かは問題にならない。このケースのように緘口は家族全員に広がるからである。そして，緘口の間，家族の心の型は旧態のまま据え置かれることになるため，しばしば無用のもめごとに苦しむことになる。

]] D　"くさい"

　第3は"くさい"である。家族において，臭いが鼻についてやりきれなくなったとき，あるいは臭いに耐えられなくなったとき，臭いを発する人とその臭いを感じる人とが一緒に暮らすことはむずかしくなる。多くは家族が本人の臭いに耐えられなくなり，見事なまでの棲み分け（完璧なまでの家庭内別居）が行われるか，いわゆる「施設送り」となる。要するに排除である。

　こうしたことは嗅覚以外の他の感覚においても起こり得る。たとえば，視覚では"きたない"であり，聴覚では"うるさい"である。たしかに，きたなくて耐えきれなくなったり，あるいはうるさくて我慢できなくなったりすれば，やはり一緒にいることはむずかしくなる。それでも嗅覚のほうが強力であるように思われる。それは視覚や聴覚に比べて，嗅覚が原始的な感覚のせいだからかもしれない。しかし，"くさい"については，こういう例もある。

　その人（男性）は，会社を早期退職して，認知症の母親の介護を一手に引き受けていたが，あるときふと微笑みながら介護を始めると，母親の態度にも落ち着きがみられるようになったという。同時に，それまでくさいと感じていた排泄の臭いがそれ以降まったく気にならなくなったという。

　このように，くさいと排除の関係は一筋縄ではいかないようだが，しかし，家族が，本人の何らかの臭い（多くは排泄の臭い）をくさくて堪らないと感じはじめたら，それは家族関係の「赤信号」であるのは間違いない。

VII章 活動―心を育てる

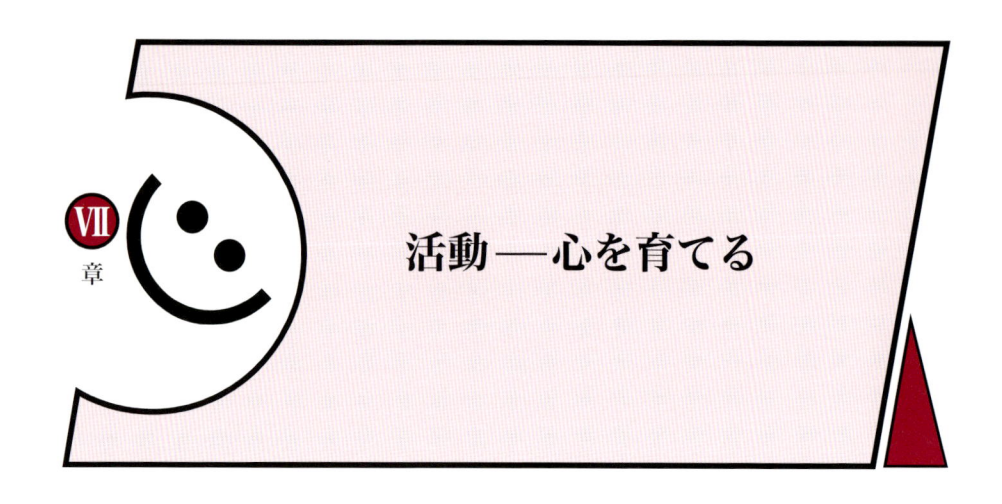

　本章は，第2のリハビリテーション（「心を育てる」）のキーワードである活動について概説するものである。

]] A 活動とは

　活動とは次の4つの過程からなる行動のことである。
　　①第1の過程：目的
　　　　　　　　　自ら目的を定めること。
　　②第2の過程：道具立て
　　　　　　　　　目的を達成すべく道具を調えること。
　　③第3の過程：実行
　　　　　　　　　道具を正しく操作し，目的に向かって行動すること。
　　④第4の過程：評価
　　　　　　　　　目的達成の成否を評価すること。

　たとえば「虫捕り」である。
　子どもの頃，クワガタムシが欲しくてたまらないことがあった。ある夏，まだ誰も捕ったことのないようなクワガタムシを捕獲しようと心に決めた

(「目的」)。午後遅く，濃いめの砂糖水をたっぷり入れた缶を持って，家の近所（2 km²くらいの範囲か）の何か所かの林に行き，目ぼしいクヌギの樹皮に砂糖水を塗って回った（「道具立て」）。その日の深夜，捕虫カゴと懐中電灯を持って，クヌギを1本1本見て回り，クワガタムシを片ぱっしから捕獲した（「実行」）。そして，家に帰ってから図鑑と見比べて，珍しいクワガタムシが捕れたかどうか確認した（「評価」）。ちなみに，その後も何日か置いて同じようなことを1，2回繰り返した記憶があるが，残念ながら，心躍るようなクワガタムシは1匹も捕獲できなかった。

　活動においていちばん重要なのは，自ら目的を立てることである。なぜクワガタムシが欲しかったのかは別にして，珍しいクワガタムシの捕獲を目的に立てたのは私自身である。しかしながら，これが夏休みの宿題（昔は昆虫採集といった）として先生から課せられたのであれば，それは活動ではない。活動とは，あくまで自ら目的を立てて実行するといった行動である。

]] B 活動と意志

　私の言う活動は，むしろ意志といったほうが一般的かもしれない。意志とは，その動作をすれば決まった結果が得られることがすでにわかっている動作のことである。あるいは，専門家によっては，意志とは，動作と切り離して，「こうすればああなる」（あるいは「ああすればこうなる」）といった観念のことだと言う人もいる。しかしながら，意志を観念（言葉）として捉えると，人間以外の動物には考えられないものになるきらいがある。それが「動物は意志をもたない。人間だけが意志（自由意志）をもつ」といった誤ったスローガンに代表されるものである。私が，意志と呼ばずに，活動と言うのも，1つにはこうした偏見を避けるためである。

　西アフリカ，ギニア共和国東南部に位置するボッソウ村にいるチンパンジーは，2種類の石を使って，アブラヤシの殻を割り，中の核を食べる。石の1つは，台となる大きな平たい石であり，その上に堅果を置き，手に持ったもう1つの丸い石を堅果めがけて打ちおろす。インターネットの動

画を見ていると，じつにうまいもので，1回打ちおろしただけで核を食べることができる。

　ところで，よく見ると，2種類の石には番号が書いてあり，どうやら自然のままの石ではなく，かなり人為が加えられているように見える。だとすると，石を使って堅果を割るといった行動は，自然発生的なものではなく，人間（もっとも怪しいのは研究者）が教えたものではないか，そんな疑いが頭をよぎる。それはともかく，子どものチンパンジーは，母親や周りの大人たちの手の動かし方などをしょっちゅうのぞき込むようにして見て覚えるようである。やがて，自分でも試すようになるが，最初は少しもうまくいかない。そのたびに，何度も母親らの動作を見に行き，再び自分の場所に戻ると試してみる。そして，おそらく数か月にもわたる試行錯誤を繰り返して，ようやく母親のように1回の打ちおろしで核を食べられるようになる。

　私が言いたいのは次の2つである。

　1つは，チンパンジーの堅果割りは，意志的行動である，ということである。ボッソウのチンパンジーは「こうすればああなる」ことを身体で知っているからである。もう1つは，意志的行動の習得は模倣によって可能だということである。子どものチンパンジーは母親らを見習うのであって，決して母親らは子どもらの手をとって教えることもしないし，ましてや「こうしろ，ああしろ」などと言うこともない。

　このことは私をおおいに励ましてくれる。リハビリテーションのなかでもとりわけ重要なのは，労働の意志（「意思」とも）の形成ないし再形成である。障害や程度によっては，労働の意志がない，あるいは労働の意志を育てることが困難であるとみなされ，労働から門前払いを食わされている人がいる。こうした人々にもやり方によっては労働への参加が可能になるのではないか，そうした思いが込みあげてくるからである。

C　遊びと労働——利己と利他

　しかし，私には1つの疑問があった。それは，ひと口に活動と言っても，

遊びに属するものと労働に属するものとではずいぶん異なるのではないか，という疑問である．以下は，この疑問に対する私なりの解答である．

ここに1組の夫婦がいるとしよう．

夫は海釣りに出かけ，その日の夕方，妻は2人のための夕食の支度を始める．夫の海釣りは活動であるが，遊びに属するものである．遊びとは，自己満足に帰結するものである．たとえ夫が「おかずを捕るためだ」などと言い張っても，それは単なる口実にすぎず，本音は，ただ単に鯛を釣りたいだけなのである．要は自己満足のためであり，利己的なものである．

一方，妻の夕食の支度は遊びとはかなり異なった活動である．妻は自分のためというよりもむしろ夫のためにおいしい夕食をつくる．その証拠といってはなんだが，献立は夫の好みや健康を優先して立てられているからである．妻の夕食づくりは利他的な行動であり，この意味で，労働に属する活動と言うことができる．

ちなみに，先のチンパンジーの堅果割りは，夫の釣りと同じで，遊びに属する活動である．

労働の意志とは，決して自己満足に終わるものではなくて，むしろ人のため社会のためといった利他に帰結すべきものではないか．なるほど，障害や程度によっては，こうした意味での労働の意志の形成ないし再形成は困難であるかもしれないが，しかし，意志形成の最低限の必要条件を明らかにするためにも，労働の意志の形成ないし再形成はどしどし実践される必要がある．

手前味噌であるが，実際，私たちは，実践の共同体という職業リハビリテーションの新しい方法が，従来門前払いにされてきた人々の労働の意志の再形成に有効であることを明らかにしてきた．実践の共同体については本書の範囲を超えるので，これ以上は触れないが，興味のある方は，『重度障害者の職業リハビリテーション入門』〔南雲直二（監），荘道社，2010〕を参照していただければ幸いである．

VIII章 心を伝える

　本章は，第3のリハビリテーション（「心を伝える」）のキーフレーズである"仕事を残す"ことについて，多少の説明を加えたものである。
　ただ，第1，第2のリハビリテーションとは異なって，第3のリハビリテーションの議論は，技術的側面よりはむしろ理念的側面に関わっていることをあらかじめお断りしておく。

　議論の出発点は，「虎は死して皮を残す。人は死して名を残す」という諺(ことわざ)であった。
　この諺の後半の解釈として，私は，この世に生を受けた人は誰でも"名を残さねばならない"すなわち"名を残すことが人の仕事である"とした。そして，その方法として，"子育てをする"，"仕事をする"，"仕事を残す"ことの3つを提案し，なかでも"仕事を残す"ことが誰もがなし得る方法であることを示唆した。
　これをもう少し具体的に示す。
　仕事を残すためには次の3者が必要である。
　　・第1者は"名を残すべき人"であり，
　　・第2者は"仕事を残す人"であり，
　　・第3者はそれら以外の"第3者"である。

先の諺の例では，第1者が武将・王彦章であり，第2者が王彦章を正史に残した地方官・王陽修である。そして，第3者がその諺を重く受けとめた多くの人々（私を含む）である。
　では，障害においては，どうなるか。
　たとえば，頭部外傷による遷延性意識障害の人を第1者とすると，この人が"名を残すべき人"である。そして，この人の介護を家族がしているとすれば，第2者は家族（すなわち"仕事を残す人"）である。この場合，第3者として，最初は医療関係者が多いが，後には遷延性意識障害者を在宅で介護している別の家族の人々（多くは"○○会"なる自助グループに属している）が多くなる。
　さて，ここで，見方を変えて，この家族は第3者とほとんど交流してないと仮定しよう。家族は一生懸命介護を続けるが，人間である以上，本人にも家族にも，いつかは必ず死が訪れる。そして，本人も家族も墓石に姓名が刻まれて，名を残すことになる。しかし，それだけでは仕事を残したことにはならない。それでも家族は立派な仕事をしたと言う人がいるかもしれない。私もそう思う。けれども，よく考えてほしい。それは家族が立派な"仕事をした"のであって，"仕事（遷延性意識障害の人の行き届いた介護）を残した"わけではない。
　私が言いたいのはこういうことである。たとえ家族がどれほど行き届いた介護を行ったとしても，また，介護プラスアルファの働きかけが功を奏して本人の障害に改善がみられたとしても，家族がそのことを第3者に語らないかぎり，家族は"仕事を残す人"にはならないし，また，遷延性意識障害の人の名も残ることにはならない。家族が第3者に語ってはじめて遷延性意識障害の人の名が残り，家族も"仕事を残す人"になることができる。つまり，第3者が第2者の語りを受け止めることによって，両者の間にコミュニケーションが成立し，第3者は，第2者の語りを通して，第1者の存在（心の動きを含む）を知ることができると同時に，第2者の介護や働きかけの辛さや苦しみや嘆きや喜びといった心の動きを思いやることができる。とりわけ第3者が遷延性意識障害の人を自宅で介護しようと決めた家族であれば，同じ経験者の語り（手記を含む）がどれほどあり

がたいものか察して余りある。

こうしたコミュニケーションは人間に特有なものである。のみならず，むしろ人間社会になくてはならないインフラの1つであると言うことができる。なぜなら，"第1者"の存在がどのようなものであれ，人間である以上，必ず同じような状態の人間は存在し，したがって，そうした人や家族にとって手本になることができるからである。つまり，こうしたコミュニケーションが成り立つような社会では，すべての存在はそれ自体価値をもっている，と言うことができる。逆にいえば，そうしたコミュニケーションを欠いた社会では，限られた存在しか価値あるものとはみなされないことが起きる。

"第1者"にはすべての障害が含まれるが，さらには"生"のみならず"死"を含むものでなくてはならない。要は，死をリハビリテーションから切り離してはいけない，ということである。"第2者"には家族がもっとも望ましい。家族はじつに行き届いた介護をすることができるからである。行き届いた介護とは，本人の思いを酌み，その思いに沿った介護のことである。これを「2人称の介護」と呼ぶ。福祉や医療の専門家でも家族のような行き届いた介護ができるならば（これを「2.5人称の介護」と呼ぶ），第2者になることができる。"第3者"の多くは同じ障害を身内にもつ家族であり，次いで教育や福祉や医療の専門家であり，さらには障害に関心をもつ人々である。第3者は必ずしも同時代に見い出すことができなくてもよく，数年後ないし数百年後の人々でもよい。

まとめると，障害に携わる専門家は，そのようなコミュニケーション・システム*12の創出に力を貸さなければならないし，また，既存のシステムがあれば，それが十分に機能しているかどうかに常に心を配る必要がある。そして，専門家にとって，何よりも大切なことは，常に家族の傍にいて，第3者に伝えることの意義を説き，家族を励まし続けることである。

意義 *12 障害者やその家族がつくる自助グループが事業として展開していることが多い。

● 著者紹介

南雲直二（なぐも なおじ）

1950年、東京都に生まれる。東北大学大学院教育学研究科博士課程退学、博士（教育学）。日本学術振興会奨励研究員、長野大学産業社会学部専任講師を経て、国立障害者リハビリテーションセンター研究所障害福祉研究部心理実験研究室長。2010年3月に退職。現在は、講演・執筆を中心に活動中。

専門はリハビリテーション心理学、障害児教育方法論。脊髄損傷など中途障害者の心理とその援助に関する研究を行う。

論文は、「外傷性頸髄損傷患者におけるせん妄とその危険因子」「脊髄損傷における心的外傷の諸相と援助に関する研究」「障害受容再考Ⅰ, Ⅱ, Ⅲ」「外傷性脊髄損傷患者の遅発性抑うつ状態の追跡的研究」（第4回総合リハビリテーション賞受賞）など。

著書は、『障害受容―意味論からの問い』『社会受容―障害受容の本質』『リハビリテーション心理学入門』『エッセンシャル・リハビリテーション心理学』『重度障害者の職業リハビリテーション入門』（以上、荘道社），「脊髄損傷患者」渡辺俊之，他編，『リハビリテーション患者の心理とケア』（医学書院）他多数。

今日の心のケア
リハビリテーション心理学からのアプローチ

2014年6月25日 第1版第1刷発行 ⓒ

著　者　南雲直二
発行者　佐藤荘介
発行所　株式会社 荘道社
　　　　〒102-0072　東京都千代田区飯田橋1-7-10
　　　　電話 03-3222-5315　FAX 03-3222-1577
　　　　http://www.soudousha.co.jp/
印刷・製本　三報社印刷 株式会社
表紙・本扉デザイン　株式会社 デザインコンビビア

乱丁・落丁本はお取替えいたします。　　　Printed in Japan
無断転載禁　　　　　　　　　　　　ISBN978-4-915878-99-2

JCOPY 〈(社)出版者著作権管理機構 委託出版物〉
本書の無断複写は著作権法上での例外を除き禁じられています。複写される場合は、そのつど事前に、(社)出版者著作権管理機構（電話 03-3513-6969, FAX 03-3513-6979, e-mail: info@jcopy.or.jp）の許諾を得てください。